ÉTABLISSEMENT
THERMAL ET MINÉRAL
DE
SAINT-GERVAIS,
EN SAVOIE.

« Tous les individus qui se rendent de Paris aux Bains de Saint-Gervais, parlent avec enthousiasme de ce qu'ils ont vu et admiré au sein d'une nature tout-à-fait pittoresque et nouvelle.»

ALIBERT.

« Les Eaux de Saint-Gervais sont efficaces dans toutes les affection» chroniques dépendantes de la faiblesse ou d'un manque de ton dans les parties soit du système nerveux ou musculaire, soit du système sanguin, soit du système lymphatique. . . . .»

Le Docteur MATTHEY,
Anc. inspect. des Eaux minérales.

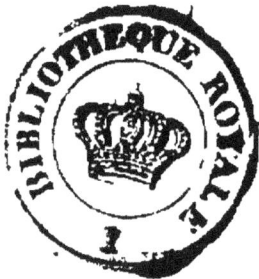

A PARIS.

SE DISTRIBUE CHEZ

CAMUS, LIBRAIRE, RUE CASSETTE, Nᵒ 20, Faubourg Saint-Germain.

—

1840.

N. B. On trouve, chez le même Libraire, une Notice étendue sur les Eaux de Saint-Gervais et sur les environs, tels que le Mont-Blanc, les Vallées de Sallanches, de Chamouny, etc. — 1 vol. in-18. Prix. 1 fr.

Bains de Saint-Gervais, en Savoie.

La réputation des Eaux de Saint-Gervais, en Savoie, n'est pas fondée sur des traditions plus ou moins incertaines de Pline ou d'Aristote, et ne s'entoure pas de l'étalage emphatique des souvenirs romains; leur découverte ne remonte guère, en effet, qu'à une trentaine d'années. Leur efficacité s'appuie sur une base plus solide, sur le témoignage des savants les plus célèbres, des médecins les plus éclairés et des malades eux-mêmes, comme aussi leur position topographique est l'objet de l'admiration des artistes, des naturalistes et des voyageurs de tous les pays.

Les belles sources thermales de Saint-Gervais sont situées au pied du Mont-Blanc, au fond d'un vallon étroit débouchant sur l'admirable vallée de Sallanches, à l'entrée de celle de Chamouny. C'est sous un horizon tout particulier à cette contrée, que la nature, plus prdigue de ses merveilles, se montre dans toute sa sublimité, dans toute son imposante grandeur. Majestueuses montagnes couvertes de glaces et de neiges éternelles, rochers et pics élevés jusqu'au ciel, vallées riantes et fertiles, cascades gracieuses, torrents impétueux, tout s'y trouve réuni pour captiver et charmer les regards et l'imagination.

NATURE ET PROPRIÉTÉS MÉDICINALES

des Eaux de Saint-Gervais.

Il y a, à Saint-Gervais, neuf sources dont trois grandes, ou sources-mères, et six plus petites. Leur température, constante pour chacune d'elles, est de $+ 18°$, $29°$, $32°$, $37°$, $39°$ et $42°$ c. Ces eaux sont de nature saline (*sulfate de soude, en grande proportion, et hydrochlorates de soude et de magnésie*) gazeuse (*acide carbonique, acide sulfhydrique, air atmosphérique pur*, etc.) gélatineuse et sulfureuse (*glairine* mêlée de *soufre* en grande abondance). On y trouve aussi du *pétrole* et plusieurs autres substances. — Deux de ces sources contiennent ces mêmes éléments en moindre quantité, mais elles sont, en compensation, fortement chargées de fer.

Deux des petites sources thermales surgissent à côté d'un torrent d'eau glaciale (le *Bonnant*) qui tombe avec fracas du haut des rochers pour former la magnifique cascade connue de tous les voyageurs. C'est à l'une d'elles que les malades vont boire, le plus ordinairement; l'autre est d'une température peu élevée et contient du fer. Ce sont ces deux sources de la rive du torrent qui alimentent, soit ensemble, soit séparément — suivant les indications — la nouvelle piscine dont les eaux thermales et minérales pourront aussi être mitigées, au besoin, par celles du torrent très-chargées d'argile et de kaolin.

Les Eaux de Saint-Gervais sont purgatives, toniques et diurétiques; elles sont aussi révulsives, puisqu'elles portent à la peau, par suite de la faculté que l'on a de provoquer à volonté, pour ainsi dire, une forte éruption (la *poussée*) sur toute l'étendue du système dermoïde. Cette éruption s'effectue insensiblement pendant le cours des baignées, sans fatiguer les malades.

L'usage intérieur des eaux ajouté à l'action extérieure des bains, des douches ou des vapeurs, les rend efficaces principalement :

Dans les affections bilieuses et dans les divers désordres chroniques des organes de la poitrine, des viscères abdominaux; dans l'hypocondrie, les obstructions, les hémorroïdes, les digestions pénibles.

Dans la plupart des affections essentiellement nerveuses; dans l'état nerveux général; dans des névroses partielles musculaires ou organiques, telles que asthmes nerveux, battements névralgiques du cœur, gastralgies, etc. Dans ces mêmes affections compliquées d'état goutteux ou rhumatismal; dans la paralysie; dans l'impotence des membres, suites de chûtes, de blessures, d'engourdissements, de rhumatismes ou de trop grande distension des ligaments; dans un grand nombre de tumeurs blanches et d'inflammations chroniques des articulations; dans la plupart des affections rhumatismales partielles ou générales, simples ou compliquées de goutte, de névroses, etc. ; dans la dyspepsie; dans l'engorgement d'organes, tels que le foie, la rate, l'utérus ou son col, etc. ; de glandes, telles que la parotide et celles du corps thyroïde, du cou, des seins, du mésentère; dans quelques maux d'yeux, surtout quand ils dépendent d'un vice éminemment dartreux ou scrofuleux; dans la paralysie du nerf optique (amaurose, goutte sereine).

Dans la phthisie muqueuse ou les affections catharrales de la poitrine, de la vessie; dans certains cas de phthisie laryngée; dans les scrofules, etc.; dans la menstruation difficile, leucorrhée, pâles couleurs; dans quelques épanchements séreux de la poitrine, du ventre, etc.

Enfin, dans les maladies cutanées, telles que dartres, lèpres, galles dégénérées, pustules ou boutons au visage, dépôts laiteux, certaines varices, érysipèles, ulcères atoniques, dartreux, scrofuleux et syphilitiques.

DE LA BOISSON.

C'est à jeûn ou dans la journée, que les malades boivent les eaux, d'une à trois verrées, comme épuratives, et de trois à six verrées, comme purgatives, suivant la complexion, le tempérament et même la disposition journalière du buveur. Ce sont deux ou trois selles qu'on cherche à se procurer par matinée; elles s'opèrent sans efforts ni coliques. — Il est prudent de ne point faire usage des eaux sans avoir consulté le médecin.

BAINS, DOUCHES ET VAPEURS.

On se baigne dans des cabinets particuliers ou dans une piscine très-spacieuse pour les personnes faibles ou difformes qui ont besoin d'exercice dans une eau tonique.

Il y aura, pour la prochaine saison de 1840, quatorze cabinets de douches, dont deux ascendantes et douze descendantes, à double jet d'eau chaude et d'eau froide. Six seront dis-

posées pour *masser* le malade, et les six autres seront, en même temps, armées d'arrosoirs pour douches ou pluies *écossaises,* c'est-à-dire qu'une pluie plus ou moins forte, froide ou chaude, et employée, chacune, séparément ou alternativement, tombera sur le malade et le saisira. Cette pluie sera remplacée, au besoin, par un bouillon ou jet. Cette médication est souvent d'une très-grande efficacité contre certains cas d'affections mentales, d'épilepsie, et chez les enfants dont l'encéphale est peu actif.

Outre ces quatorze douches, il y en a quatre autres plus petites destinées à établir des courants d'eau continus dans certains endroits délicats, tels que la vessie, le vagin, les narines, les oreilles, la gorge, etc. Médication nouvelle qui a eu d'heureux résultats dans la saison dernière.

Il y aura encore, cette année, dix cabinets pour bains de vapeurs. La vapeur y sera produite par la chaleur naturelle des eaux elles-mêmes des deux sources les plus chaudes, tombant de gradins en gradins sous les pieds des malades. Deux autres cabinets seront destinés à l'administration des vapeurs par jets, en forme de douches.

BAINS FROIDS ET BAINS D'IMMERSION.

L'Etablissement renferme aussi d'autres cabinets dont les uns sont destinés à utiliser les eaux ferrugineuses ou celles du torrent, et les autres appropriés aux bains d'immersion. Ceux-ci consistent dans l'immersion alternative et rapprochée du malade dans une baignoire remplie de l'une de ces deux eaux et dans une autre baignoire voisine contenant de l'eau thermale. Ces bains alternatifs chauds et froids ont souvent eu de bons résultats dans quelques maladies nerveuses, telles que le tremblement général, la danse de Saint-Guy, etc.

BAINS D'AIR.

L'air qui descend du haut du Mont-Blanc, comme d'un creuset d'épuration, en suivant la belle et fertile vallée de Montjoie, ne cesse de se renouveler aux Bains de Saint-Gervais. Il est lui-même, par sa tonicité et sa pureté, un remède efficace pour bien des maux. Cet air est surtout salutaire aux personnes lymphatiques, catarrheuses ou à celles qui habitent les plaines, le bord des eaux ou les grandes cités. Si l'air atmosphérique ordinaire est déjà si salubre, à Saint-Gervais, que n'en doit-on pas espérer encore, en fréquentant les accès de la cascade, derrière les Bains! C'est là que les eaux considérables du Bonnant, naguère à l'état de glace, ayant pris, dans les régions élevées, l'air le plus pur et le plus subtil et l'ayant entraîné avec elles, viennent par l'action foudroyante de leur chûte sur d'énormes rochers, rendre avec profusion, dans ce lieu concentrique, leurs gaz les plus purifiés, ce qui l'enrichit d'un moyen de salubrité unique.

SERVICE MÉDICAL.

Un ou deux médecins sont attachés à la maison et visitent, tous les jours, les malades. Dans le cas d'affections graves et compliquées, et au désir des malades ou des médecins, on peut se procurer promptement des médecins consultants, vu la proximité de la ville de Sallanches et la facilité de recourir aux membres éclairés de la célèbre faculté de Genève.

La direction du service médical appartient à M. le docteur de Mey, propriétaire de l'Etablissement thermal.

SERVICE RELIGIEUX.

Une chapelle bien tenue est régulièrement desservie par un aumônier. MM. les ecclésias-

tiques qui viennent aux Bains, pour cause de
santé, y exercent aussi leur saint ministère.

AMUSEMENTS.

On trouvera, aux Bains de Saint-Gervais :
une Bibliothèque de plus de 3,000 volumes,
augmentée de nouveautés à chaque saison —
un médaillier d'environ 1,500 pièces de mon-
naies anciennes et modernes — un cabinet de
physique — un laboratoire de chimie — un cabinet d'histoire naturelle contenant de nom-
breuses collections pour toutes les branches
de cette science — une belle pharmacie — un
atelier d'ébénisterie — jeux de billard et autres
— instruments de musique — appareils de gym-
nastique — salles de récréation où des bals ont
lieu régulièrement deux fois par semaine, etc.
— Il y a, dans l'un des jardins, un petit lac avec
un élégant batelet à la disposition des baigneurs.

PROMENADES.

Outre ces récréations d'intérieur, les Bains
de Saint-Gervais se trouvent le point central
des promenades les plus pittoresques des Al-
pes. L'on y jouit de l'avantage de pouvoir
parcourir, dans un cercle peu étendu et sans
fatigue, les sites les plus variés, les plus gra-

cieux et les plus imposants, tels que : Le Fayet-
d'en-Haut; le Pont du Diable; le tour des
Rateaux; le Village de Saint-Gervais; les Py-
ramides des fées; la Carrière de jaspe; les
Plagnes; la chûte de l'Arve; la Cascade de
Chède; Passy; Saint-Martin; Sallanches; Do-
mency; le Fayet-d'en-Bas; Combeloux; Mé-
gève; Saint-Nicolas; le Mont-Joly; Bionnay; les
Contamines; Notre-Dame-de-la-Gorge; le Nant-
Borant et ses chûtes; les glaciers du Miage,
de Trélatête et de Trélagrand; le Prarion; le
Pavillon de Bellevue; Bionnassay, etc. etc.

Les Bains de Saint-Gervais sont aussi le
point d'arrivée et de départ pour ceux qui
vont, de Genève ou d'Annecy, visiter Chamouny, le Mont-Blanc, les glaciers, le Col du
Bonhomme, l'Allée-Blanche, Courmayeur, la
Vallée d'Aoste, le grand Saint-Bernard, les
montagnes des Fiz, le Col d'Anterne, la Vallée de Sixt, etc.

CORRESPONDANCES.

On reçoit tous les jours, aux Bains, les
lettres de l'intérieur et de l'étranger. On y
trouve aussi ceux des journaux politiques et
littéraires de diverses langues, dont l'entrée
est autorisée par le gouvernement.

LOGEMENT ET NOURRITURE.

Les malades n'ont, pour ainsi dire, que le même toit, sauf quelques maisonnettes isolées dans les jardins et avenues, pour des familles qui désirent être seules. L'Etablissement qui ne contenait jusqu'ici qu'environ deux cents personnes, pourra en recevoir, cette année, plus de trois cents, grâce aux nouvelles constructions que M. le docteur de Mey vient d'y faire exécuter. Les chambres, dont un grand nombre à cheminées, sont commodes et bien tenues. — Il y a de vastes écuries et remises.

La table est bien servie et abondamment pourvue d'aliments sains et du meilleur goût. La maison est, en outre, très-bien assortie en vins étrangers, liqueurs, bière, chocolat, café, thé, etc., à des prix modérés.

Un réglement bien entendu fixe à chacun ses droits et ses devoirs, et établit diverses mesures d'ordre intérieur et d'utilité générale.

CONDITIONS.

Le prix de la pension, aux Bains de Saint-Gervais, pour les logement, nourriture et usage des Eaux, est de 8 fr. de France par jour, pour les malades, sauf légère augmentation relative au choix des chambres.—Il y a une seconde table pour les personnes peu aisées, admises à 5 fr. par jour.—On paie pour les domestiques : pour hommes, 4 fr. 50 c.; pour femmes, 4 f. et 1 f. en sus, s'ils font usage des eaux.

Les bains d'eau du torrent chauffée se paient à part. Il en est de même pour le massage et pour les linges de bains. Néanmoins, si les baigneurs avaient négligé de s'en munir, l'Etablissement leur en fournirait à des prix raisonnables.

Les honoraires du médecin se règlent aussi à part.

ROUTE ET MOYENS DE TRANSPORT.

La distance de Paris à Saint-Gervais est d'environ 130 lieues, la même, à peu près, que celle de Paris à Lyon. —Le trajet de Genève aux Bains s'effectue en quelques heures et par une route admirable. Il y a une diligence qui part tous les jours de Genève pour Saint-Gervais, outre un grand nombre de voitures particulières à volonté.

On trouve à l'Etablissement thermal tous les moyens de transport et guides nécessaires pour visiter les environs des Bains et du Mont-Blanc.

OUVRAGES A CONSULTER.

On peut puiser des renseignements intéressants et utiles sur les Bains de Saint-Gervais dans un grand nombre de publications dont les principales sont :

Analyse physico-chimique des professeurs de l'académie de Genève, 1806. — Bibliothèque Britannique, art. *sciences et arts*, 1807.—Le Moniteur du 31 juillet et le Publiciste du 1ᵉʳ août 1807. — Traité de matière médicale, par Alibert.— Compte-rendu de la société de médecine de Lyon, 1809. — Lettres à un ami sur les visites épiscopales en Faucigny, 1809.— Journal de la Préfecture du Léman, 30 juin 1810.— Avis de l'Ecole de Médecine de Paris, même année. — Essai sur les Eaux minérales, par Bouillou-Lagrange, Paris, 1811. — Voyage à Genève, etc. par Leschevin, Paris 1812.— Les Bains de Saint-Gervais, par le docteur Matthey, ancien inspecteur de ces eaux, Paris et Genève, 1818. — Lettres de Sir Edgerton Brydges. -- Ydrologia minerale delle acque, par Bertini, 1826. — Dictionnaire de Médecine, 21 vol. 1826. — Précis du docteur Alibert, 1827.—Lettres sur la Suisse, par Raoul-Rochette, tom. 3.— Manuel du Voyageur en Suisse, par Ebel, Paris, 1830.—Voyages de MM. le comte Walsh, le baron de Montmorency, Alexandre Dumas, Paul Chaix, Topfer, lord G*** etc.— Le Voyageur en Suisse, par Richard.—L'Indicateur Savoisien, par Thiollier, 1838. — Manuel des Etablissemens thermaux de la Suisse et de la Savoie, 3ᵉ vol. — Saint-Gervais-les-Bains et le Mont-Blanc, Paris, 1839. — Chamouny et le Mont-Blanc, par J. L. Manget; Genève 1839. — La Suisse pittoresque, par William Beattie, Paris, 1836. — La Bibliothèque universelle de Genève, 1839.—La France départementale, tome 6. — Plusieurs journaux et recueils scientifiques et littéraires, les Itinéraires en général et les Collections de vues des sites pittoresques autour du Mont-Blanc, etc. etc.

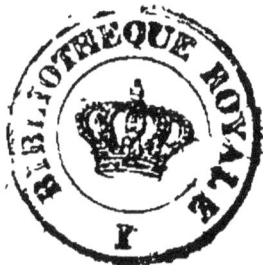

SAINT-DENIS. — IMPRIMERIE DE PREVOT.

www.ingramcontent.com/pod-product-compliance
Lightning Source LLC
Chambersburg PA
CBHW050426210326
41520CB00020B/6765